DE

L'INFLAMMATION

CONSIDÉRÉE

DANS SES CARACTÈRES ET SES VARIÉTÉS.

THÈSE

Présentée et publiquement soutenue à la Faculté de Médecine de Montpellier, le 30 Décembre 1837;

PAR

Henri PARLIER,

de Montpellier ;

POUR OBTENIR LE GRADE DE DOCTEUR EN MÉDECINE.

Le but ne doit pas être désormais de se rallier à des
doctrines opposées, mais de s'offrir mutuellement la
paix; le génie de la conciliation est celui de l'éclectisme.
(F. Rmes; *de l'Anat.path.*, tom. I, pag. 482).

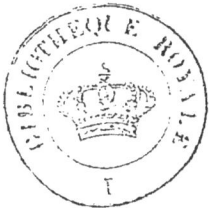

Montpellier.

Imprimerie de BOEHM et Cᵉ, et Lithographie, boulevard Jeu-de-Paume.
1837.

A MONSIEUR

BROUSSONNET,

PROFESSEUR DE CLINIQUE MÉDICALE , MEMBRE DE L'ORDRE DE SAINT-MICHEL
ET DE L'ORDRE ROYAL DE LA LÉGION D'HONNEUR , ETC. , ETC.

*Comme un témoignage de haute estime et
d'affectueuse reconnaissance.*

H. PARLIER.

DE L'INFLAMMATION

CONSIDÉRÉE

DANS SES CARACTÈRES ET SES VARIÉTÉS.

L'INFLAMMATION est de tous les états morbides, celui qui s'offre le plus fréquemment aux regards du médecin. Soit qu'elle constitue l'essence même de la maladie, ou qu'elle se borne à l'accompagner, elle ne cesse de faire l'objet de ses investigations. Il n'est pas un organe, il n'est pas un tissu, où les progrès récens de l'anatomie pathologique ne nous l'aient montrée, apportant avec elle le principe de troubles fonctionnels et d'altérations matérielles les plus variées.

En présence de ces révélations, le monde médical s'est divisé en deux camps : les uns se sont retranchés dans leurs anciennes croyances et n'ont pas voulu reconnaître l'inflammation sous des traits qu'ils n'avaient point coutume de lui prêter ; les autres ont abusé de sa facilité à changer d'apparence, et lui refusant tout caractère propre, en ont fait une sorte de Protée. La confusion a été si grande, que, pour ramener la concorde, un professeur de Paris a rayé le mot *Inflammation* du Dictionnaire médical. Mais, sans le nom, la chose reste ; et aujourd'hui il s'agit moins d'en nier l'existence, que de la caractériser.

C'est ce travail que j'ai entrepris, non pour les autres, mais pour moi-même. J'ai pensé, qu'au moment d'entrer dans la carrière médicale, il m'importait d'arrêter mes idées sur un point de doctrine qui est d'une si grande importance dans l'art de guérir.

Deux voies m'étaient ouvertes : je pouvais parcourir la série des opinions qui ont tour à tour dominé les esprits, les rapprocher les unes des autres, et de leur comparaison tâcher de faire surgir la vérité. Mais cette méthode, pour ainsi dire, historique, quelque intérêt qu'elle dût m'offrir, avait le double inconvénient de ne point me conduire directement au but, et de me placer en présence d'hommes que je n'ai point encore le droit de juger. J'ai préféré une route plus directe et plus sûre : étudier l'inflammation en elle-même, dans les phénomènes qu'elle présente, les périodes qu'elle parcourt, les altérations de tissu qu'elle laisse après elle, les causes qui provoquent et modifient son développement ; tel est le plan que je me suis proposé. Pour le remplir, je n'ai eu qu'à me rappeler les leçons des Professeurs de cette École ; puissent-ils voir dans le résumé que je leur offre, la preuve de l'intérêt avec lequel je les ai suivis.

Que s'il m'est permis de faire connaître d'avance le résultat auquel je suis parvenu, je dirai qu'à mes yeux l'inflammation est caractérisée par un ensemble de phénomènes qui n'appartiennent qu'à elle, et suffit pour la distinguer nettement de tout autre état morbide, même de ceux qui ont avec elle le plus d'analogie ; de sorte que, dans les cas où sa présence est mise en doute, on doit moins en accuser l'incertitude de ses signes, que les limites de nos sens. Mais, je n'exprimerais point ma pensée tout entière, si je n'ajoutais que cet ensemble de phénomènes est susceptible, sans rien perdre de ce qui lui est spécial, de varier dans chacun de ses élémens, comme aussi dans les rapports que ces élémens ont entre eux, ce qui fait qu'il y a en même temps une inflammation comme genre, et plusieurs inflammations comme espèces, ou, pour employer le langage d'une doctrine qui commence à prendre rang, que l'inflammation est à la fois une et multiple. C'est ce qu'a si bien exprimé M. le professeur Caizergues, dans un ouvrage plein d'une saine philosophie (1). « L'inflammation, dit-il, n'est pas une maladie qui présente toujours des caractères identiques, et qui soit susceptible de céder à une seule méthode de traitement. C'est, au contraire, une maladie dont le génie peut varier, et offrir, par conséquent, des indications diverses et relatives aux différens états morbides dont elle est le produit. »

Je n'ai point eu l'ambition de noter toutes les espèces d'inflammation ; à vrai dire, elles sont aussi nombreuses qu'il y a de cas particuliers. Le temps

(1) *Des Systèmes en médecine et de leur Influence sur le traitement des maladies.*

et le degré de mes forces m'ont imposé des limites plus restreintes ; j'ai dû me borner à quelques généralités ; mais elles suffiront , j'aime à le croire, pour justifier mon assertion.

La rougeur , la tumeur , la douleur et la chaleur d'une partie sont généralement reconnues pour les signes locaux de l'inflammation. Ces phénomènes sont fréquemment accompagnés d'accélération dans le pouls , d'augmentation de chaleur à la peau , et d'un plus ou moins grand nombre d'autres caractères fébriles. De là , la distinction des symptômes de l'inflammation en locaux et généraux. Ce sont les premiers que je me propose d'étudier.

La douleur se présente dans l'inflammation sous deux états différens : tantôt elle précède le mouvement fluxionnaire et semble le provoquer ; tantôt elle l'accompagne ou le suit, et paraît être un de ses effets.

Dans le premier cas ; l'action nerveuse est prédominante , la douleur essentielle. Plus développée proportionnellement que les autres phénomènes de l'inflammation , elle tient ceux-ci sous sa dépendance , acquiert, selon le langage de Dumas (*Malad. chroniq.* , tom. II , pag. 328), le caractère d'élément, et fournit, quant au traitement, la principale indication. C'est alors que convient l'emploi des narcotiques et notamment de l'opium (1).

Mais , le plus souvent, la douleur se borne à accompagner le mouvement fluxionnaire ; elle semble résulter de la distension des vaisseaux et des fibres, et de la pression que la tuméfaction fait éprouver aux nerfs de l'organe enflammé (2). Effet d'un désordre organique, elle n'est point un symptôme nécessaire. Il est des inflammations , même intenses, sans douleur. Il en est, comme celles de la membrane muqueuse de l'intestin grêle (3), qui ne provoquent le plus souvent qu'un sentiment vague de malaise ; il en est d'autres qui produisent des douleurs sympathiques plus vives que celles de leur propre foyer. Des parties qui ont peu ou point de sensibilité dans l'état normal, deviennent extrêmement sensibles lorsqu'elles sont atteintes d'inflammation ; telles sont les tendons , les ligamens , les cartilages , les os et les membranes.

Les caractères de la douleur varient comme ses degrés ; elle peut être continue, périodique, pongitive, gravative, lancinante et pulsative, accompagnée de prurit. Toutefois , au milieu de ses nombreuses variations, pour qu'elle soit l'indice certain d'une phlegmasie , elle doit être forte sans atteindre pourtant l'in-

(1) F. Bérard , *ouvr. cité*, pag. 606 et suiv.
(2) Thompson.
(3) Broussais.

tensité d'une douleur purement nerveuse, fixe, soutenue et constante, s'étendre comme en rayonnant d'un point central, et augmenter sous la pression.

La douleur n'est pas une augmentation de la sensibilité physiologique; elle diffère du sentiment de plaisir, autrement que par l'intensité de la sensation. Elle constitue un mode différent, une manière d'être vraiment morbide. Ce symptôme n'autorise donc point à considérer l'inflammation comme une simple exaltation des propriétés vitales.

La température de la partie enflammée ne doit pas être confondue avec le sentiment de chaleur qu'éprouve souvent le malade, et qui n'est qu'une des formes de la douleur. D'après les expériences de Hunter, il arrive fréquemment qu'elle n'influe pas manifestement sur la hauteur du thermomètre; mais elle est plus sensible à la main de l'explorateur. On dirait qu'elle consiste moins dans une élévation de température, que dans un dégagement de calorique. Un phlegmon échauffe rapidement les topiques qui le recouvrent, et communique à la partie qu'il affecte, une résistance marquée au refroidissement.

La chaleur doit-elle être attribuée à la présence d'une quantité plus considérable de sang dans la partie enflammée? C'est ce qui s'enseigne communément. Toutefois il ne saurait en être ainsi dans les cas où la chaleur, de concert avec la douleur, précède le mouvement fluxionnaire. L'opinion qui rattache la chaleur à la présence du sang, est conforme au rôle que Lavoisier et Laplace avaient attribué à l'hématose dans le phénomène de la calorification. Mais, depuis que, d'une part, les recherches de M. Dulong ont montré l'insuffisance de cette source de calorique, et que, de l'autre, les expériences de Brodie et de Chaussat ont fait connaître l'influence de l'innervation sur la production de la chaleur animale (1), il me paraît conséquent de chercher dans l'action du système nerveux, qui s'est déjà manifestée sous la forme de la douleur, une seconde cause, si ce n'est même l'unique de la chaleur inflammatoire.

Il en est de la chaleur comme de la douleur; elle varie en intensité et en nature; tantôt elle est halitueuse, tantôt âcre au toucher; ailleurs à peine sensible.

L'afflux du sang est le plus saillant des phénomènes de l'inflammation; c'est à lui qu'on rapporte la rougeur et la tuméfaction de la partie. Je ne me propose point d'exposer ici les différentes hypothèses à l'aide desquelles on a tâché d'en expliquer le mécanisme; qu'il me suffise de l'attribuer à l'action viciée des vaisseaux capillaires. Cet ordre de vaisseaux, animé de forces motrices très-actives et indé-

---

(1) Berzélius.

pendantes de celles du cœur, contribue par des dilatations et des contractions alternatives au mouvement de progression du sang, et détermine tous les cercles particuliers qui vont se confondre dans le grand cercle circulatoire. Dans l'état de santé, les capillaires artériels harmonisent leur action avec celles du cœur, pour entretenir la régularité de la circulation, et pourvoir à la nutrition normale des organes. Dans l'inflammation cet accord est trouble ; les capillaires font converger le fluide sanguin vers le point affecté ; leurs mouvemens s'exercent selon un mode insolite et dans un sens souvent rétrograde.

M. le Professeur Dugès a heureusement exposé les conditions anatomiques qui les rendent propres à recevoir et à propager toute impression capable d'altérer le jeu de leurs fonctions. D'après lui, les filets nerveux dérivés du trisplanchnique, qui entourent les artères de leur raiseau, ne se bornent pas au point où on les perd de vue ; ils se portent, confondus avec les membranes artérielles, jusque dans le tissu des organes. De là, le nom de névrartères donné aux capillaires artériels. Les névrartères, distribués dans tous les tissus, se trouvent dans beaucoup d'endroits en contact et peut-être en continuité anastomotique avec les nerfs cérébraux (peau, muscles, etc.). Cette disposition accroît beaucoup l'étendue des communications des deux systêmes nerveux. Elle explique l'influence subite des passions sur la coloration de la peau, sur sa sécheresse ou son humidité, sur sa température ; elle rend compte de la vive sensibilité qu'acquièrent des parties habituellement insensibles, les os, les tendons, les membranes séreuses, quand ces parties sont enflammées ; elle aide à comprendre l'influence du systême nerveux sur les sécrétions (1).

Le trouble fonctionnel des capillaires ne saurait être mis en doute : le sang afflue vers la partie, engorge les vaisseaux sanguins, pénètre dans les séreux, s'infiltre dans les tissus ambians ; il y a désordre dans la circulation. Mais y a-t-il, dans tous les cas, sur-exaltation vasculaire ? C'est ce que je n'oserais affirmer. Les pathologistes anglais s'accordent généralement à voir l'inflammation dans l'atonie des vaisseaux capillaires ; cette opinion, à la fois incomplète et exclusive, prouve du moins que l'accroissement d'action des vaisseaux sanguins ne se vérifie pas constamment. Sans doute il se manifeste fréquemment au début de la maladie ; mais en conclure qu'il existe toujours, et le présenter comme le caractère essentiel du travail phlogistique, sans distinction d'espèces, de périodes, de terminaisons ; c'est, à mes yeux, s'exposer à être démenti par les faits. Les phlegmasies

---

(1) *Essai physiologico-pathologique sur la nature de la fièvre, de l'infl., etc., tom. I.*

qui persistent à l'état chronique, celles qui, par leur nature, tendent à la gangrène, me semblent dépourvues de toute sur-exaltation vasculaire. On ne peut donc faire de celle-ci un des traits caractéristiques de l'inflammation.

Je ne connais point de travaux qui aient eu pour but d'apprécier les modifications qu'éprouve le sang, sans changer de nature, au sein de la partie enflammée ; toutes les recherches ont porté sur ce fluide tiré de la veine dans un lieu plus ou moins éloigné du point affecté ; de sorte que les altérations qu'il a présentées semblent moins se rattacher à l'inflammation, qu'à l'état général qui l'a précédée ou suivie. Toutefois, la physiologie nous enseigne que les élémens du corps sont entre eux dans une dépendance intime et nécessaire, et que, à la suite de toute altération des solides, il doit y avoir altération du sang, de même qu'à la suite de toute modification du sang, il doit y avoir modification des solides. Cette considération seule, étayée de celles qui se rattachent à la puogénie, ne permet point de douter que le sang ne soit modifié au lieu même de l'inflammation.

Mais, outre cette altération qui est propre à la partie affectée, la masse du sang présente fréquemment dans ses caractères physiques et chimiques, des changemens morbides qui se lient aux modes d'être généraux de l'économie.

De tous ces changemens le plus remarquable est celui qui se rattache à la formation de la croûte couenneuse, ou membrane grise, visqueuse, très-cohérente, dont se couvre le sang tiré de la veine. Cette croûte dépend du mode de coagulation de la fibrine qui se réunit à la surface, tandis que, au-dessous d'elle, le sérum mêlé à la matière colorante demeure liquide (1).

On ne peut pas déterminer, d'une manière précise, l'affection du sang à laquelle se trouve attachée la croûte phlogistique ; ce qu'il importe de remarquer, c'est que si elle succède souvent à l'apparition des symptômes locaux de l'inflammation, il est des cas où elle les précède et semble contribuer puissamment à les développer. C'est pour les cas de ce genre, que les anciens avaient admis dans le sang une diathèse inflammatoire et avaient donné aux phlegmasies le nom de fièvres locales. Cette diathèse inflammatoire n'a point été admise par tous les auteurs. Burserius fait remarquer que la formation de la croûte couenneuse dépend de circonstances extérieures ; qu'elle a lieu dans des cas où il n'y a point d'inflammation, et qu'elle manque dans plusieurs où l'inflammation se présente. Toutefois, les recherches des modernes, et notamment de M. Gendrin, ont démontré qu'elle est étrangère à l'état de santé, et qu'elle se lie constamment à l'inflammation ou du moins à la pléthore, avec disposition prochaine aux phlegmasies.

(1) Berzélius; tom. VII, pag. 79.

Déjà Plenciz avait fait remarquer que le caillot est constamment plus ferme et plus solide, lorsque la couenne ne se forme pas; en sorte que cette grande ténacité du caillot est un signe de même valeur que la couenne, et qui indique également l'état inflammatoire (1). Dans l'un comme dans l'autre cas, la fibrine est en plus grande proportion.

L'albumine, qui existe toujours en petite quantité dans le caillot, et qui, unie à l'eau, constitue à peu près exclusivement le sérum, peut se trouver modifiée comme la fibrine. Les recherches du docteur Traill, confirmées par les travaux plus récens de M. Gendrin, ont démontré que, dans l'état inflammatoire, le sérum du sang contient presque deux fois autant d'albumine que dans l'état sain.

Est-ce à une altération particulière dans la nature même de l'albumine du sang, qu'il faut attribuer la présence d'une couche muqueuse qui a été observée quelquefois par M. Gendrin, au fond du sérum, ou suspendue dans ce liquide comme un énéorème? Dans un cas, le sang provenait d'un individu affecté d'un empyème; dans un autre, l'une des cuisses était le siège d'un vaste abcès. (2).

Les anciens avaient parfaitement noté la qualité muqueuse du sang; ils lui donnaient alors le nom de sang froid, par opposition au sang chaud ou inflammatoire, et le faisaient dépendre de la faiblesse et de la langueur des parties solides (3).

Le sang n'est pas le seul fluide qui se porte vers la partie affectée. A mesure que l'inflammation se développe, une surabondance de sérosité envahit les interstices du tissu cellulaire, et se répand dans toutes les parties qui environnent le siége de l'affection. Dans quelques cas, lorsqu'elle est parvenue au plus haut degré, on trouve le liquide épanché teint d'une couleur rouge. Dans d'autres circonstances, la sérosité est remplacée par la lymphe coagulable. C'est ainsi que chacun de ces fluides contribue à la tuméfaction.

Les phénomènes de l'inflammation que j'ai notés jusqu'à présent, se rattachent à la modification pathologique qu'éprouvent, dans leurs fonctions, les systêmes nerveux et circulatoire. Douleur et fluxion, tels sont les deux chefs sous lesquels on a coutume de les classer, conditions de tout travail inflammatoire; ils ne suffisent pas néanmoins pour le caractériser. Qu'un grain de sable, en pénétrant sous la paupière, irrite la conjonctive, y détermine douleur et fluxion, le sang s'y portera en plus grande abondance, et s'introduira même dans des

(1) Grimaud, tom. II, pag. 221.
(2) Andral, *Précis d'anatomie pathologique.*
(3) Burserius, *De Inflammatione commentariolum*; pag. 25.

vaisseaux qui n'ont point coutume de le recevoir; mais, s'il ne se fait point jour au dehors, et que la texture de la membrane demeure entière, il y aura injection vasculaire, engorgement; mais il n'y aura pas inflammation. Que le cœur exagère ses mouvemens et produise vers le cerveau une fluxion rapide et violente, le sang s'échappera subitement de ses canaux, se répandra dans l'organe en gouttelettes éparses ou en jets concentrés : il y aura hémorrhagie, infiltration sanguine, épanchement; mais il n'y aura pas encore inflammation.

L'inflammation se distingue des états précédens par un troisième caractère, la désorganisation des tissus qu'elle affecte. Ce point important de pathologie a été mis dans tout son jour par M. Lallemand, dans ses belles *Lettres sur l'Encéphale*. Après avoir suivi, à l'aide d'une analyse sévère et puissante, la série des transformations qu'éprouvent les parties enflammées dans leur composition matérielle, le Professeur de Montpellier résume le résultat de ses observations par cette loi : Le premier degré des altérations que produit l'inflammation, le plus constant, par conséquent le plus caractéristique, c'est la diminution de cohésion : le dernier terme, c'est l'induration sous toutes ses formes.

Dans certaines circonstances, les plus simples impressions de nos sens semblent donner un démenti à la première partie de cet énoncé. Un phlegmon, avant l'époque de la suppuration, produit au toucher l'effet d'une tumeur dure et rénitente ; le poumon, devenu compact au deuxième degré de la pneumonie, paraît induré. Dans l'un et l'autre cas, les matériaux de la fluxion ont, il est vrai, augmenté la densité des tissus affectés; mais ceux-ci n'en ont pas moins perdu de leur cohésion ; c'est ce que prouve la facilité avec laquelle le doigt les pénètre et les déchire. L'augmentation de densité ou dureté ne doit donc pas être confondue avec le défaut de cohésion ou désorganisation. Grâce à cette judicieuse distinction, ces faits, en apparence contradictoires, loin de combattre la loi précitée, viennent au contraire lui prêter leur appui.

Non content d'apprécier l'inflammation dans ses phénomènes extérieurs, j'ai tâché de pénétrer plus avant, et j'ai appris que le tissu propre des organes qui en sont le siège, est plus ou moins altéré; si maintenant je demande comment se comportent ces organes ainsi frappés d'inflammation, voici la réponse qui m'est faite. Dans la phlegmasie même la plus légère, la plus chronique, la fonction est enrayée, suspendue et bientôt anéantie. Mais, qu'on y prenne garde, elle n'est anéantie que dans les points enflammés; ce qui explique comment un organe continue sa fonction, mais imparfaitement, bien qu'il soit en partie phlogosé.

Ces deux traits, l'altération de tissu et la suspension de la fonction, ne permettent pas de confondre cet état avec ceux d'excitation, d'irritation, comme cela a eu lieu si souvent.

Dans l'excitation les fonctions sont exagérées, mais elles s'exécutent cependant d'une manière régulière; c'est toujours l'état normal, l'état physiologique.

Dans l'irritation, la fonction est exagérée aussi, mais elle s'exécute avec désordre, avec irrégularité; c'est un état pathologique: il y a perturbation dans les effets, par conséquent trouble dans l'organe, maladie enfin. Cependant nos sens ne peuvent apercevoir aucune altération matérielle dans le tissu propre de l'organe qui a été le siège de ce désordre fonctionnel. La circulation est accélérée sans doute, l'action du système nerveux est pervertie; mais, tant que la maladie conserve le même caractère, le parenchyme de l'organe ne subit aucune modification (1).

C'est en abrégé dans ces termes, que M. le Professeur Lallemand a déterminé avec une heureuse précision, le sens des mots *excitation*, *irritation*, *inflammation*, qu'il en a marqué les rapports et les différences, et mis fin à une fâcheuse confusion.

La nouvelle école italienne s'est aussi occupée du même sujet; mais elle est partie d'idées théoriques étrangères aux conditions organiques des tissus affectés.

L'irritation est, d'après elle, un phénomène de réaction, sans racines dans l'économie, un état local produit par toutes puissances ou conditions capables de troubler, lesquelles sont sans antagonistes et déterminent, en cessant leur action, la solution de la maladie.

L'inflammation réside dans un processus de stimulus excessif, un excès de l'excitement normal, qui se propage dans le général, constitue un diathèse et survit à la cause qui l'a produit. Elle se dissipe sous l'influence de médicamens capables de produire un état morbide corrélatif de contre-stimulus, caractérisé par un défaut d'excitement.

L'irritation n'est donc point l'inflammation; elle en diffère par sa nature, mais elle peut la produire, de même que l'inflammation peut à son tour déterminer un état d'irritation. Il y a mieux: l'irritation est susceptible de provoquer non-seulement la diathèse de stimulus, mais encore celle qui lui est opposée; ce résultat marque, de la manière la plus frappante, la différence qui sépare cet état morbide de l'inflammation (2).

(1) *Sixième lettre sur l'Encéphale*, tom. II, pag. 518.
(1) Voyez *Précis de la nouvelle doctrine médicale italienne*, par Tommasini.

Je ne m'arrêterai point à discuter cette doctrine ; ce qu'on connaît de mon travail suffit, ce me semble, pour établir combien je suis éloigné des idées de Brown et de l'école italienne sur cet excès d'excitement normal, considéré comme cause prochaine du travail inflammatoire. D'une autre part, l'irritation n'est-elle jamais qu'un trouble passager, qui se dissipe dès que la cause perturbatrice est éloignée ? C'est ce qu'à mes yeux on ne saurait admettre. Les Italiens eux-mêmes ont été partagés sur ce point ; Rubini a pensé que cette affection morbide de la fibre constituait une troisième diathèse.

Si j'ai rappelé en peu de mots les opinions de l'école rasorienne, je n'ai eu d'autre objet que de montrer par quelles voies différentes les bons esprits, en France et en Italie, avaient tendu vers un même but. Des travaux des uns et des autres il reste comme résultat acquis, que l'irritation et l'inflammation constituent deux modes pathologiques distincts, qui ne peuvent exister simultanément au même lieu, et n'observent point entre eux un ordre constant de succession. Le premier n'est donc point un des degrés ou des élémens du second.

L'examen auquel je viens de me livrer, pour distinguer l'inflammation des états morbides qui ont avec elle le plus d'analogie, prouve que les trois ordres de faits auxquels m'a conduit l'analyse directe de ses phénomènes, renferment toutes ses conditions d'existence, et suffisent dans leur ensemble pour la caractériser. La douleur, la fluxion et la désorganisation, ou mieux le trouble fonctionnel du système nerveux, celui du système circulatoire et l'altération de tissu, tels sont, en dernier résultat, les traits caractéristiques que devra présenter tout organe, pour qu'on puisse affirmer avec certitude qu'il est enflammé. Mais de ces signes, il n'en est pas un qui ne puisse varier ; déjà nous avons entrevu qu'il y avait plusieurs espèces de douleur et de chaleur, de mouvement fluxionnaire, d'altération organique. En outre, il nous est permis de prévoir que ces élémens ne sont pas constamment entre eux dans les mêmes rapports ; c'est tantôt la douleur qui prédomine (tempérament nerveux); tantôt le mouvement fluxionnaire (tempérament sanguin); ailleurs l'altération organique (ulcération, gangrène). Ces exemples, cités entre un grand nombre, nous font concevoir à priori, comment une foule de circonstances peuvent, en respectant les traits propres de l'inflammation, leur imprimer une physionomie particulière.

DES PÉRIODES DE L'INFLAMMATION.

Parmi les circonstances qui modifient les caractères de l'inflammation, il convient de placer au premier rang les différentes périodes qu'elle parcourt.

Hippocrate, pour expliquer le mode de formation de la pleurésie, suppose en premier lieu, dans les chairs et les vaisseaux voisins, un état de spasme ou de vive contraction ; puis un mouvement fluxionnaire des tissus et des vaisseaux voisins vers le point affecté, et enfin la putréfaction des humeurs épanchées dans le foyer de l'inflammation. « *Tum caro quœ est in latere, tum venœ contrahuntur ac convelluntur. — Per caliditatem trahit ad se ipsum à vicinis venis et carnibus pituitam ac bilem.... Ubi vero ad latus affixa putruerint* (1). »

Ce qui est vrai de la pleurésie, l'est aussi de l'inflammation en général, et, à dire vrai, de toute maladie ; car on remarque toujours les deux mouvemens de concentration et d'expansion, qui, sous des noms et des formes diverses, fluxion et résorption, crudité et coction, comprennent l'ensemble des phénomènes pathologiques ; tant est vrai cet aphorisme que M. le professeur Broussonnet fait si bien ressortir dans sa clinique : *Morbis omnibus, modus unus est.*

La période de spasme n'a point lieu constamment. Ce n'est guère que lorsque l'inflammation est la suite d'une sédation outrée, ou qu'elle est produite par une cause qui agit à la fois sur toute l'économie, qu'elle se manifeste. Cet état s'annonce principalement par l'intensité et l'opiniâtreté de la douleur ; il constitue moins le commencement de l'inflammation que son état d'imminence. C'est à cette période qui prépare les fluxions, que se rapporte éminemment l'usage de l'opium dont Martian et Sarcone ont si bien connu l'indication.

La période de fluxion sanguine, de congestion, succède à la précédente ; ou bien, elle se déclare dès le principe, surtout quand l'inflammation est le produit d'une cause stimulante. C'est elle qui a principalement fixé l'attention des pathologistes, et fourni la plupart des élémens de leurs descriptions. Elle est caractérisée par l'exaltation des symptômes propres à l'inflammation. C'est pendant sa durée que le malade éprouve surtout les douleurs lancinantes et pulsatives, les battemens des artères, une vive chaleur ; que la tumeur se forme, devient dure et rénitente, se revêt d'un rouge éclatant ; que la peau chaude et sèche, le pouls fréquent, plein et développé, ou bien dur et concentré, la rareté des excrétions, en un mot, tous les signes d'une fièvre symptomatique, indiquent, quand ils ont lieu, une agitation générale.

Cette période doit être distinguée, suivant que l'exaltation est déjà profondément enracinée, ou que, commençant à peine, elle ne constitue pas encore une habitude bien solidement établie.

(1) *De morbis*, lib. I. Cornaro, n° 41, d'après Grimaud.

Peu profonde, peu inhérente encore, l'inflammation est quelquefois dissipée brusquement, ou, comme on dit, par délitescence. Cette terminaison peut être tentée, toutes les fois que la cause n'est point persistante ou générale. Les moyens qu'on emploie à cet effet, portent collectivement les noms de dérivatifs, de répercussifs ; ceux-ci sont de la classe des sédatifs ou des astringens. (M. le Prof. Dugès.)

Mais, lorsque l'inflammation a déjà fait des progrès, et que l'habitude morbide s'est solidement ancrée sur un organe, alors même qu'elle résulte d'une cause locale et passagère, elle n'est plus susceptible de délitescence ; les sédatifs pourraient amener la gangrène, et les astringens ajouter à l'excitation. La saignée générale qui opère un mouvement révulsif, diminue la masse du sang, le rend plus fluide, et procure, en affaiblissant, une sédation de l'économie ; la saignée locale qui désemplit les vaisseaux engorgés, et leur soustrait avec le sang un excès de stimulus ; les relâchans, les émolliens à l'extérieur, et à l'intérieur, les délayans et les tempérans dont l'effet est de calmer la douleur et l'exaltation des mouvemens morbides, telle est la matière du traitement qui convient dans ce cas.

Après la période d'acuité vient celle de rémission. Quand elle s'établit, le malade éprouve ordinairement un soulagement notable ; non-seulement la douleur diminue, mais encore on remarque une espèce de détente générale et locale. La partie enflammée devient moins rouge, moins engorgée, moins tendue ; la tumeur s'affaisse graduellement. C'est qu'il s'établit alors dans les fluides physiologiques ou morbides, un mouvement contraire à celui qui les y avait amassés : la fluxion inflammatoire a cessé, la résorption lui succède ; les matériaux de l'inflammation sont successivement repris par les vaisseaux absorbans, qui les reportent dans le courant de la circulation. La résolution n'est pas seulement la sédation des phénomènes pathologiques propres à la période d'acuité ; c'est encore la prédominance d'une fonction opposée dans ses résultats au mouvement fluxionnaire. Cette fonction exige, pour s'exercer convenablement, un certain degré de force et d'activité dans la partie, comme aussi dans l'ensemble de l'organisme. C'est ce qu'ont reconnu la plupart des auteurs, et pour la seconder, ils conseillent à l'extérieur les résolutifs, tels que les cataplasmes faits avec la farine de graine de lin cuite dans le vin ou la bière, l'emplâtre de savon ou de Vigo cum mercurio mêlé avec l'emplâtre de ciguë, et à l'intérieur, les excitans et les toniques prudemment ménagés, tels que le kermès dans l'inflammation pulmonaire, les infusions de quinquina et de columbo dans celle des intestins.

C'est aussi pendant la période de rémission, quand la peau devient souple et halitueuse, que convient, dans le traitement des inflammations internes, l'emploi des vésicatoires. Ils ont le double avantage d'exciter les forces de l'économie, et de produire à l'extérieur un mouvement révulsif qui favorise la résorption des matériaux de l'inflammation.

La période de rémission, quand elle procède régulièrement, conduit au terme de la maladie : les tissus propres de la partie reprennent progressivement leur nature première; les fluides, leur cours régulier; plus de tuméfaction, de douleur : la résolution s'est opérée.

Mais il se peut que des conditions étrangères ou propres au malade, l'action réitérée de causes excitantes, la nature des tissus affectés, l'état général de l'organisme, arrêtent le mouvement de résorption; que les vaisseaux demeurent engorgés et inertes; que les fluides séjournent dans la partie : la douleur sera sourde, la tumeur sans rénitence, la rougeur terne, la chaleur à peine sensible. Il y aura stase des fluides, langueur des vaisseaux absorbans. Ainsi caractérisée, cette période a reçu le nom d'inflammation à l'état chronique. Les traits qu'elle présente, se dessinent nettement dans les membranes muqueuses; elles sont alors tuméfiées, ramollies, fougueuses, tomenteuses, incapables de revenir d'elles-mêmes à leur première condition. L'emploi des émolliens, des anti-phlogistiques ne ferait qu'ajouter à l'atonie de leur tissu; il faut des agens susceptibles de produire sur elles une action assez puissante pour modifier leur mode vicieux de vitalité. De là, les heureux effets du nitrate d'argent dans les phlegmasies chroniques de la muqueuse de l'œil ou du canal urinaire. Sous l'impression qu'il détermine, l'inflammation revient au rhythme aigu, et, après une exaltation passagère, les vaisseaux se dégorgent, les tissus reprennent leur élasticité, l'organe recouvre sa fonction.

Les toniques ou les astringens sont, pour ainsi dire, les caustiques de la muqueuse des voies digestives. Toutefois, les pathologistes ne sont point unanimes sur leur emploi; conseillé par les uns, il a été blâmé par les autres, et notamment de M. Broussais. On ne peut douter que les idées théoriques de cet auteur sur la nature de l'inflammation, qui, à ses yeux, est constamment la même, n'exercent une grande influence sur sa méthode de traitement; mais, sans remonter à cette source, il est facile de se rendre compte de la différence qui, sur ce point de thérapeutique, partage les esprits, en remarquant que l'inflammation chronique est susceptible de s'exaspérer sous l'influence de causes nombreuses, et qu'elle s'exaspère fréquemment, en effet, sous l'impression des

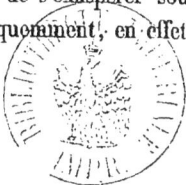

toniques et des astringens. En outre, les parties chroniquement enflammées d'un organe sont, à l'égard de celles qui les environnent, autant de foyers d'irritation ; ce qui fait que les unes et les autres peuvent fournir des indications opposées. L'application de ces remarques aux cas particuliers aidera à faire comprendre la divergence des auteurs et les nombreux insuccès des médecins.

Les différentes périodes de l'inflammation ne présentent pas toujours la même intensité dans leurs symptômes, ni la même durée dans leurs cours. Quand elles sont à la fois rapides et fortement prononcées, on dit que l'inflammation est aiguë ; on dit qu'elle est chronique, quand ses phénomènes sont peu intenses, ou qu'ils se succèdent avec lenteur. Il y a donc une chronicité de temps et une de degrés ; l'une peut exister sans l'autre, de sorte que la même inflammation peut être en même temps aiguë et chronique. Cette confusion dans le langage n'est que trop susceptible d'en jeter dans les idées ; il serait nécessaire d'appeler par des noms nouveaux des choses réellement différentes. Les périodes de l'inflammation ne sont pas unies entre elles par un lien nécessaire, au point que la première décide de celle qui doit lui succéder ; il n'est pas rare de la voir commencer sous le rhythme chronique, et prendre, avant sa terminaison, la rapidité du mouvement aigu. Le mode inverse de succession ne se présente que trop fréquemment.

La résolution est la fin de l'évolution inflammatoire. Elle a lieu, quand les trois ordres de phénomènes qui constituent l'inflammation se sont dissipés. La douleur n'est-elle plus, la circulation a-t-elle repris son cours, les tissus sont-ils rentrés dans les conditions de l'arrangement organique, il y a résolution. Mais l'arrangement organique des tissus offre plusieurs variétés. Tantôt ils sont tels qu'ils étaient avant l'inflammation : c'est le cas de la résolution proprement dite, d'après le langage des auteurs ; tantôt ils sont en partie résorbés ou mortifiés : c'est celui de l'ulcération et de la gangrène ; dans d'autres circonstances, ils offrent un mode anormal d'organisation, bien que leurs molécules élémentaires soient de même nature que dans l'état de santé : c'est ce qui constitue les tumeurs charnues et les cicatrices ; ailleurs, enfin, on voit qu'ils ont exhalé à leur surface, ou dans les interstices de leurs fibres, un fluide qui n'a point son analogue dans les fluides naturels de l'économie.

Chacune de ces conditions anatomiques constitue-t-elle un mode particulier de terminaison ? C'est ce qu'ont pensé la plupart des pathologistes. Cependant ils auraient dû remarquer qu'il n'en est pas une qui ne se développe pendant le cours de l'inflammation, et qu'il en est plusieurs qui ont cessé au moment où l'inflammation se dissipe. C'est ainsi qu'elle préside à la cicatrisation de l'ulcère et de l'abcès, comme à la chute de l'eschare. En dernière analyse, il n'y a que l'induration qui persiste après le travail phlogistique ; mais, par cela même qu'elle lui survit, elle suppose sa résolution.

DES PRODUITS DE L'INFLAMMATION.

J'appelle ainsi, à l'exemple de plusieurs auteurs, ce qu'on a coutume de désigner sous le nom de terminaison. La dénomination dont je me sers, me paraît plus exacte ; je ne me dissimule pas néanmoins les reproches dont elle peut être l'objet. A la rigueur, l'inflammation ne peut avoir de produit, puisque l'inflammation n'existe point en dehors de l'organe. C'est l'organe enflammé qui se ramollit pendant la période de fluxion ; c'est lui encore qui, sous l'influence de la résorption, s'indure et devient une tumeur charnue, une cicatrice, ou bien suppure, s'ulcère ou se mortifie. Ce langage, s'il se prêtait aux besoins de l'analyse, aurait l'avantage de ne point séparer ce qui ne l'est point dans la nature, l'affection et les qualités propres de l'organe affecté. Mais, si l'on ne peut toujours l'employer, il est bon d'y revenir de temps à autre, afin de rapprocher ce qui n'a été divisé que par abstraction, d'opérer ainsi entre les élémens d'un même tout une sorte de synthèse, et de se prémunir contre les séductions des opinions absolues. Les diverses analyses auxquelles ont donné lieu l'étude des organes enflammés, viennent à l'appui de ces réflexions.

Tous les bons esprits sont d'accord sur les faits ; tous reconnaissent que chaque organe, chaque tissu est enflammé à sa manière ; mieux encore, que le même organe, le même tissu peut être diversement enflammé. Ils ne se divisent que lorsqu'ils veulent déterminer les élémens de ces états divers. Les uns considèrent l'inflammation comme toujours la même, et cherchent en dehors d'elle dans les causes extérieures, la texture de l'organe affecté, le tempérament du malade, les circonstances qui la modifient. Les autres n'accordent point à ces modificateurs une aussi grande influence, et font dériver la nature de l'inflammation et sa spécificité des modes actifs propres à la cause qui anime l'économie. Peu leur importent l'état du tissu et la cause extérieure.

Ces vues spéculatives reposant l'une et l'autre sur des procédés d'abstraction, il me paraît difficile d'en donner une démonstration satisfaisante. Ce qu'on ne peut nier, c'est qu'il est des cas où des circonstances appréciables, telles que l'âge, le tempérament, la texture des tissus, aident à concevoir le mode suivant lequel un organe est enflammé, et qu'il en est d'autres où cette raison échappe à tous nos moyens d'investigation. Ces considérations sont faites pour inspirer une sage réserve.

Chacune des altérations organiques qui succèdent à l'inflammation, ayant en elle-même ou dans son mode de développement des caractères propres qui la spécifient, suppose une espèce particulière d'inflammation. C'est ce que montrera leur étude.

DE LA FORMATION DES TUMEURS CHARNUES, OU DES INDURATIONS ROUGES.

La formation des tumeurs charnues a lieu dans presque tous les tissus, dans les os, dans les muscles, mais principalement dans les organes parenchymateux, tels que le foie, la rate, le cerveau, les poumons. Elle suppose que le sang est de tous les fluides celui qui a afflué le plus abondamment dans le point affecté. L'inflammation y procède par des attaques réitérées, dans lesquelles elle revêt le plus souvent la forme aiguë, quelquefois la forme sub-aiguë ou chronique. Lors de la congestion, les tissus ramollis, puisqu'ils sont inflammés, reçoivent dans leurs interstices les globules sanguins; puis, à mesure qu'ils acquièrent de la consistance par l'effet de la résorption, ils les emprisonnent, pour ainsi dire, un à un, s'associent, s'identifient avec eux, et les font participer à la vie dont ils sont animés. C'est ainsi qu'on peut se figurer le mécanisme de la carnification; trois puissances semblent y présider : le mouvement de fluxion, celui de résorption, et enfin celui de combinaison.

La résorption reprenant les parties liquides du sang épanché, la combinaison n'agit que sur ses parties solides : la matière colorante et la fibrine; dès-lors on conçoit comment les tissus affectés deviennent plus compactes. Le retour successif du mouvement fluxionnaire a pour effet de suspendre l'action des vaisseaux absorbans, de faire séjourner le fluide épanché dans les tissus, et de provoquer la combinaison de ses molécules. Chaque retour apporte à la tumeur sa part de matériaux, et un nouveau degré de densité.

Les tumeurs charnues varient entre elles d'aspect, de couleur et de consistance, suivant un grand nombre de circonstances accessoires, telles que la dimension des foyers d'épanchement, leur quantité, leur rapprochement, l'ancienneté de la tumeur, son mode de formation, la présence de la lymphe coagulable ou du pus.

Les indurations rouges sont incapables de remplir la fonction de l'organe dans lequel elles se sont développées ; leur présence est nuisible aux parties qui les environnent ; mais bien qu'elles jouent à leur égard le rôle de corps étrangers, elles n'en participent pas moins à la vie générale. Formées en grande proportion par l'élément même de la nutrition, la fibrine, alimentées par les vaisseaux qui se sont conservés au milieu de l'altération matérielle, et qui ont acquis quelquefois un plus grand développement, elles sont susceptibles de s'enflammer, de se ramollir, de suppurer.

DE LA FORMATION DES CICATRICES.

M. Lallemand a désigné sous le nom générique de cicatrice, toute induration pathologique de tissu produite par l'inflammation, quel que fût d'ailleurs le fluide qui en fît la base. Tout en reconnaissant avec lui les nombreux rapports que présentent dans leur développement les divers genres d'indurations, j'ai cru devoir néanmoins séparer, pour marquer la différence de leurs matériaux, les tumeurs charnues des cicatrices. J'appelle de ce nom les indurations fibreuses produites par l'inflammation, quand la lymphe coagulable est des fluides épanchés celui qui prédomine. C'est encore donner à ce terme une extension inusitée.

J'ai noté plus haut que, dans toute inflammation, il y avait non-seulement congestion sanguine, mais encore afflux de fluides séreux, de nature gélatino-albumineuse, qui varient suivant les circonstances d'aspect et de densité. La lymphe coagulable est la forme pathologique que revêtent le plus fréquemment ces fluides dans le foyer de l'inflammation. Elle est blanchâtre, visqueuse, élastique, propre à adhérer aux surfaces sur lesquelles elle est déposée.

La lymphe coagulable ne se comporte pas toujours de la même manière avec les tissus enflammés : tantôt elle s'infiltre dans leurs aréoles, tantôt elle est exhalée à leur surface, tantôt elle s'interpose entre leurs bords divisés.

Est-elle déposée dans les mailles des tissus, il en est d'elle comme du sang. Dans les cas où la résorption ne la reprend pas toute entière et ne rend point à l'organe sa première organisation, elle se borne à éliminer les molécules les plus aqueuses, les plus mobiles ; les molécules les plus denses se combinent avec celles de la partie enflammée, et lui donnent, avec une nature fibreuse, un degré insolite de densité. Voilà comment on peut se représenter que, sous l'influence de l'inflammation, le tissu cellulaire se transforme en membrane fibreuse, la membrane fibreuse en fibro-cartilage, le fibro-cartilage en cartilage, le cartilage en os, et l'os lui-même en tissu éburné. La substance gélatino-albumineuse fait, en effet, la base de tous ces tissus.

L'induration de nature fibreuse est vivante ; elle est susceptible de s'enflammer, et de parcourir toute la série des transformations que je viens d'énumérer. D'une autre part, elle est le siége d'une résorption incessante, qui tend à la ramener, si nul accident ne la contrarie, aux conditions de la texture celluleuse, trame première de nos tissus.

Les indurations gélatino-albumineuses se développent dans tous les organes : on en rencontre dans les poumons, dans le cerveau, mais plus souvent dans les tendons et les membranes fibreuses. L'inflammation chronique, qui revient sous forme d'attaques successives, paraît être celle qui y contribue le plus efficacement.

La lymphe coagulable, en s'épanchant dans la cavité des membranes séreuses, donne lieu à des adhérences, dont le mode de formation est analogue à celui des indurations précédentes : c'est toujours les deux mouvemens de congestion et de résorption, suivis de l'organisation des fluides épanchés. C'est d'abord un liquide visqueux, sans forme, sans structure, qui devient plus compact, plus résistant, laisse des vides dans son intérieur, se pénètre de vaisseaux sanguins, et revêt toutes les formes du tissu cellulaire.

Quand l'épanchement est trop considérable pour qu'il puisse s'établir une continuité entre les parties correspondantes, les matériaux qui y sont déposés, s'y organisent séparément en fausses membranes, qui finissent par prendre à leur surface libre l'aspect lisse et poli des membranes séreuses.

Les adhérences et les fausses membranes, comparées aux indurations gélatino-albumineuses, présentent ce caractère particulier, qu'elles ne se bornent point, comme celles-ci, à modifier un tissu déjà existant, mais qu'elles constituent un tissu nouveau.

L'inflammation aiguë est celle qui détermine le plus fréquemment la formation des adhérences. Si elle est trop intense, elle suspend d'abord toute exhalation, et provoque plus tard une exsudation de sérosité, et même de sérosité purulente. Quand elle est à l'état chronique, la lymphe épanchée est de nature molle et flasque ; elle flotte dans une sérosité lactescente, n'adhère que peu ou point aux parties avec lesquelles elle est en contact, et ne peut évidemment pas servir de moyen d'union entre les surfaces malades. Dans ce cas, au lieu d'une exsudation de lymphe coagulable ou de sérosité, il s'en fait quelquefois une de pus.

La formation d'une plaie et le rapprochement de ses bords, avant ou peu après que le sang a cessé de couler, de manière à mettre les surfaces divisées à l'abri de l'air extérieur, forment les conditions préalables du mode de cicatrisation qu'on a coutume de désigner sous le nom d'adhérence. Si, peu après sa réunion, on ouvre une plaie de cette nature, on trouve les surfaces qui avaient été affrontées, rouges, tuméfiées, ramollies jusqu'à une certaine distance de la division, et recouvertes de lymphe coagulable qu'exhalent leurs vaisseaux capillaires. Cette lymphe est, bientôt après son exsudation, pénétrée par des vaisseaux sanguins qui rétablissent la circulation entre les parties divisées; elle se condense sous l'influence de la résorption, en même temps que les bords de la plaie s'organisent, et forme un corps plus ou moins dur, blanchâtre, résistant, d'une texture serrée, qui met fin à la solution de continuité.

Ce corps est la cicatrice. D'après ce qui précède on voit qu'elle ne se forme qu'autant que les parties divisées sont enflammées. Hunter a été si frappé du rôle de l'inflammation dans cette circonstance, qu'il l'a caractérisée par son produit en lui donnant le nom d'adhésive. — Toute inflammation n'est pas propre à déterminer l'adhérence. Il n'est point rare de voir les bords d'une plaie mis en contact refuser de se réunir, bien qu'ils soient enflammés, ou mieux peut-être parce qu'ils le sont selon un mode défavorable. L'inflammation adhésive se fait remarquer par l'absence de la suppuration, les progrès même de l'adhérence, la modération des symptômes généraux et locaux, et leur prompte résolution. M. le Professeur Serre est un de ceux qui ont le plus contribué par ses écrits et sa pratique, à faire ressortir les avantages qu'elle présente dans l'exercice de l'art chirurgical.

Entre les adhérences qui se forment dans la cavité des membranes séreuses, et le mode de cicatrisation que je viens d'exposer, il y a cette différence que, dans le premier cas, les surfaces sont entières, tandis qu'elles sont divisées dans le second. Cette circonstance doit nécessairement influer sur le mode de l'inflammation.

Dans un grand nombre de plaies avec perte de substance, dans les ulcères, dans les abcès dont les parois ont acquis un certain degré de densité, les bords ne peuvent être immédiatement réunis. Exposés alors au contact de l'air extérieur, on les voit, quand ils tendent vers la cicatrisation, s'enflammer, se tuméfier, se pénétrer de sucs et se couvrir d'une couche de lymphe coagulable; un liquide sanguinolent, puis purulent, s'en échappe; la lymphe coagulable qui les revêt, se pénètre de vaisseaux sanguins; ceux-ci réunissent leurs extrémités béantes et donnent naissance aux bourgeons charnus. Après un temps plus ou moins long, le pus devient plus épais, les bourgeons charnus s'aplatissent, se rapprochent, et la lymphe coagulable, en se condensant, les recouvre d'une pellicule qui complète la guérison.

La formation des bourgeons charnus et la suppuration distinguent nettement ce genre de cicatrisation de celle qui s'obtient par adhérence. Les symptômes locaux sont ici bien plus marqués, et provoquent avec plus d'énergie les phénomènes généraux, dont l'intensité est toujours proportionnée à l'abondance du pus.

Les bourgeons charnus sont extrêmement vasculaires; ils le sont plus qu'aucun autre tissu organisé; leur surface est très-convexe; ils présentent une multitude de points ou de petites éminences qui les font paraître raboteux: plus ces points sont petits, plus les bourgeons charnus sont de bonne nature.

Le contact de l'air est nécessaire au développement des bourgeons charnus; cependant un contact trop long-temps prolongé, a la propriété de les faire disparaître; la matière puriforme s'altère, et le pus prend un mauvais aspect.

A mesure que la lymphe coagalable devient plus dure et plus résistante, l'absorption va diminuant. Cependant elle persiste, même après la résolution. C'est à son action qu'est dû le mouvement de retrait qui attire les bords de la cicatrice vers son centre, notamment quand les tissus environnans sont mobiles et élastiques.

La cicatrice est généralement moins étendue que ne l'était la perte de substance; sa nature est constamment la même, quel que soit le tissu dans lequel elle s'est formée; c'est toujours un fluide gélatino-albumineux organisé.

DE LA SUPPURATION.

La suppuration est l'acte organique qui produit le pus.

Le pus est un fluide pathologique d'une couleur blanc-jaunâtre et opaque, d'une consistance analogue à celle de la crème, d'une saveur sucrée et fade, d'une odeur faible particulière, d'une pesanteur supérieure à celle de l'eau.

Le pus est dit louable, quand il présente ces caractères; mais il ne les présente pas constamment. Un grand nombre de circonstances, telles que le degré et la nature de l'inflammation, l'espèce de tissu dans lequel il est formé, le tempérament du malade, les impressions qu'il reçoit, la constitution médicale, une fièvre concomitante, sont de nature à lui faire subir des variations.

Son odeur est quelquefois d'une fétidité insupportable, bien qu'il soit sans communication avec l'air extérieur; sa couleur varie, depuis le brun jusqu'au blanc de lait; sa consistance offre les diverses apparences d'une bouillie, d'un fluide filant et visqueux, ou de la sérosité. Il y a plus, les modifications du pus ne s'arrêtent point à ses caractères physiques. Deux pus d'un aspect parfaitement semblable, dans lesquels l'analyse ne peut saisir aucune différence, peuvent cependant différer tellement, que l'un, appliqué sur une portion de membrane muqueuse ou porté sous l'épiderme, ne détermine autre chose qu'une irritation locale, tandis que l'autre produit la variole ou la syphilis.

Les auteurs se sont occupés de classer les différentes espèces de pus; Pearsons et Béclard ont mentionné les suivantes :

1° Pus crémeux ou de consistance homogène ;

2° Pus séreux ou sérosité purulente ;

3° Pus sanieux ou putride et sanguinolent ;

4° Pus glaireux ou mucosité puriforme ;

5° Pus grumeleux ou caillebotteux ;

6° Pus concret ou couenneux.

L'examen de cette classification fait naître cette remarque, que le pus, dans les apparences qu'il revêt, se rapproche tantôt du sang, tantôt du mucus, tantôt de la sérosité, et semble indiquer les modifications par lesquelles passe chacune de ces humeurs pour le constituer. La conséquence de cette observation, si elle pouvait se vérifier, serait que l'origine du pus n'est pas toujours la même, et qu'il constitue moins un fluide nouveau, que la forme pathologique des fluides naturels de l'économie.

Parmi ceux-ci, le mucus est celui avec lequel il a le plus d'analogie; des expériences ont été faites dans le but de les distinguer. On a dit que le mucus surnageait à l'eau, tandis que le pus se déposait au fond du vase ; ce qui ne se vérifie point dans tous les cas, comme le montre la manière dont se conduisent les mucosités purulentes contenues dans les urines. Le mucus préalablement mêlé à de l'eau, s'y dissout complétement par l'addition d'acide sulfurique; ce qui n'a point lieu pour le pus. Une dissolution d'alcali caustique prend à la fois en dissolution les pus et le mucus ; mais l'addition de l'eau ne précipite que le pus.

Examiné au microscope, le pus semble constitué par un fluide aqueux, susceptible d'être coagulé par une solution d'hydrochlorate d'ammoniaque, ce qui le distingue du sérum du sang, tenant en suspension des globules sphériques d'une couleur jaunâtre, plus gros que ceux du sang. Ces globules se rencontrent dans les diverses espèces de pus ; serrés et abondans dans le pus crémeux, ils sont rares dans le pus séreux, agminés dans le pus caillebotteux, et confondus avec des globules de différentes natures dans le pus sanieux.

Le pus a été analysé par divers auteurs. Schwilgué l'a trouvé formé d'albumine à un état particulier, de matière extractive, d'une matière grasse, de soude, de muriate de soude, de phosphate de chaux et autres sels. L'état particulier de l'albumine n'a pu être déterminé, et la nature de la matière extractive a donné lieu à des opinions divergentes. On l'a regardée, tantôt comme une substance animale sans analogue dans l'état sain, tantôt comme un mélange d'albumine et de fibrine, tantôt comme de la fibrine altérée, devenue incoagulable et inorganisable spontanément.

Ces résultats ne sont point de nature à jeter un grand jour sur la nature chimique du pus; rapprochés de ceux qu'a fournis l'étude de ses caractères physiques, ils ont cependant l'avantage d'établir qu'il constitue un fluide pathologique qui ne se retrouve point dans l'économie à l'état de santé.

Ce point de pathologie est d'un grand intérêt; il aide à concevoir comment il ne se comporte pas de la même manière que le sang et la lymphe au sein des parties enflammées. Ces fluides, véritables sucs nourriciers de l'économie, en s'organisant avec les molécules organiques des tissus ambians, ne font qu'obéir à la loi de leur nature; c'est encore une sorte de nutrition. Mais le pus, substance hétérogène, sans affinité vitale avec les élémens de l'économie, doit leur demeurer étranger.

Le mode de formation du pus a été diversement envisagé. Les uns y ont vu une sécrétion morbide (Sympson, Hunter, Thompson, Béclard, Andral); d'autres, la transformation en pus des élémens du sang (Pringle, Gendrin); d'autres, la combinaison anormale du sang avec les débris des organes (Dupuytren); d'autres, enfin, le produit d'un organe nouveau chargé de sécréter le pus (Delpech) (1).

De ces opinions, la dernière, quelque respect qui soit dû au grand nom de son auteur, me paraît avoir le double inconvénient de compliquer le procédé de la suppuration, et de ne point s'appliquer à tous les cas. La membrane puogénique n'existe pas partout où il y a suppuration, et, quand elle existe, il n'est pas vraisemblable qu'elle en soit l'instrument. Quant aux autres, elles ne me paraissent pas nécessairement opposées : les partisans de la sécrétion ont mis principalement en relief le jeu des organes ; ceux des modifications qu'éprouve le sang, les matériaux fournis par les humeurs. Ne convient-ils point, pour embrasser toutes les données du problème, de faire droit à ces deux opinions ?

L'inflammation ne détermine pas nécessairement la formation du pus ; c'est ce que nous nous avons vu en étudiant la résolution, la carnification, l'adhérence. Il y a donc quelque chose de spécial dans l'inflammation suppurative,

(1) Voy. la Thèse de M. Buisson, sur la *Diathèse purulente, la Puogénie,* etc.

bien que ce quelque chose ne se révèle souvent que par son produit (Hunter , Thompson).

Les causes de la suppuration ont été divisées en locales et générales, prédisposantes et occasionelles. Sans m'appesantir sur ces divisions, je dirai qu'on peut classer, parmi les premières, l'exposition des plaies à l'air extérieur , la dénudation de la peau et du tissu cellulaire , l'action des subtances vésicantes, les piqûres , l'attrition des tissus , les violences directes , la présence de corps étrangers , liquides ou solides , qu'ils viennent de l'extérieur ou qu'ils aient été formés dans l'économie.

Au nombre des causes à la fois générales et prédisposantes , on doit citer la diathèse purulente, la scrofuleuse, l'infection virulente , récente ou ancienne , l'âge adulte, le tempérament sanguin.

D'après quelques rares observations, il semblerait que la diathèse purulente exerce quelquefois une action assez grande pour déterminer la formation du pus , même sans l'intermédiaire de l'inflammation.

L'inflammation suppurative peut être aiguë ou chronique ; mais , dans l'un et l'autre cas , le pus ne se forme qu'après la période de crudité. Il était aux yeux des anciens le signe de la coction, la preuve que les humeurs peccantes, dont la présence causait le travail inflammatoire, avaient reçu l'élaboration convenable pour être éliminées.

Les phénomènes qui annoncent la formation du pus , ne sont pas dans tous les cas également marqués. Le degré de l'inflammation comme aussi la nature de l'organe affecté exercent sur eux leur influence. Lorsqu'une inflammation aiguë est sur le point de déterminer la suppuration , la partie affectée devient le siège d'une douleur vive, lancinante et pulsative ; la température est plus élevée , et , si elle avoisine la surface du corps , il y a toujours un degré considérable de gonflement. A ces symptômes locaux se joignent une agitation pénible , un mouvement fébrile très-prononcé , de la soif, de l'insomnie, un pouls plein et fréquent, une céphalalgie opiniâtre , en un mot tous les caractères d'une fièvre symptomatique violente. L'abcès est-il formé, la tumeur se ramollit et présente le phénomène de la fluctuation; la rougeur et la chaleur se calment ; la douleur devient gravative ; il survient quelques frissons irrégulières ; les phénomènes généraux s'appaisent ; le pouls devient large et ondulant.

Dans le cours de la suppuration chronique, les symptômes locaux sont moins marqués, et les phénomènes généraux, quand ils ont lieu, se présentent sous des traits dont l'ensemble a reçu le nom de fièvre hectique.

Quand l'organe affecté d'inflammation suppurative n'est point, comme la peau, les membranes muqueuses, situé à la surface du corps, ou qu'il ne revêt point, comme les membranes séreuses, l'intérieur d'une cavité, il devient, dans le plus grand nombre des cas, le siége d'un abcès. Il est rare de voir, comme dans l'érysipèle phlegmoneux, le pus se répandre sans limites à travers les mailles des tissus.

Quand l'abcès a une certaine durée, on reconnaît qu'il est contenu dans un kyste ou poche membraneuse fermée de toutes parts. Les parois du kyste, examinées à l'époque où elles ont acquis leur entier développement, sont plus denses que les parties environnantes, organisées, pourvues de vaisseaux sanguins ; elles offrent une surface tomenteuse, veloutée, recouvertes de villosités, analogues en un mot aux membranes muqueuses, si ce n'est qu'elles ne contiennent pas de follicules ; elles semblent formées de couches membraneuses qui diminuent de densité à mesure qu'elles s'éloignent du centre, et se perdent insensiblement dans les tissus ambians.

Les questions qui se rattachent à la formation du kyste et au rôle de ses parois, ont donné lieu à trois hypothèses.

D'après la première, les parois du kyste exhalent le pus : c'est encore la membrane puogénique.

D'après la seconde, les parois du kyste se forment avant l'apparition du pus, mais elles ne l'exhalent point. Deux inflammations se succèdent : l'adhésive qui trace les limites de l'abcès, et la suppurative qui produit la collection purulente. (Hunter, Samuel Cooper, Thompson.)

D'après la troisième, le pus précède et provoque la formation du kyste. Une fois exhalé, il agit comme corps étranger, irrite les parties voisines, les enflamme et détermine leur induration. (M. Dupuytren, M. Lallemand.)

De ces théories, la dernière a pour elle la série des faits observés dans les organes parenchymateux. Appliquée à ces faits, on ne peut lui refuser son assentiment ; mais il est des cas où l'opinion de Hunter semble aussi devenir applicable : tel est celui d'un abcès borné entre les deux feuillets d'une membrane séreuse.

La membrane qui tapisse la surface libre du kyste a, comme les membranes muqueuses, la double faculté d'absorption et d'exhalation. On la voit absorber le pus qu'elle contient, et exhaler, à la place, une matière filante, épaisse, visqueuse, analogue au mucus : ceci explique tout à la fois comment les kystes sont susceptibles de changer de volume, et comment la matière qui les remplit, varie de consistance et de couleur.

DES TUBERCULES.

D'après les derniers travaux auxquels ils ont donné lieu , les tubercules doivent trouver place à côté des abcès (1).

Leur nature et leur mode de production ont été diversement expliqués.

Laënnec y a vu un tissu accidentel , sans analogue avec les tissus naturels de l'économie animale, n'existant jamais que par suite d'un état morbifique , vivant selon un mode vicié de nutrition , croissant par intus-susception , et parcourant dans son développement les trois phases désignées par les noms de tubercule miliaire, tubercule cru et tubercule ramolli.

Déjà MM. Andral, Lombard et Cruveillher avaient rattaché plus ou moins directement la formation des tubercules à la suppuration. M. le Prof. Lallemand a repris cette opinion , et suivant pas à pas les progrès de la tuberculisation , il a montré le pus produit par des inflammations chroniques partielles , s'infiltrant dans les mailles du tissu aréolaire , de manière à ce que chacune de ses molécules soit séparée de sa voisine par une cloison membraneuse ; puis , cédant à l'action des vaisseaux absorbans , ses élémens liquides , et prenant la consistance du tubercule *cru ,* ou bien, s'il est réduit à ses sels calcaires, celle du tubercule *crétacé.* Qu'une nouvelle inflammation survienne , un nouveau pus exhalé par la trame cellulaire pénètre la matière tuberculeuse, la dissout, mais incomplétement , et prend l'apparence d'un fluide purulent , tenant en suspension des grumeaux blanchâtres et friables. En outre , la trame cellulaire et les parois du kyste ramollies se détruisent , et le tubercule est expulsé.

Les expériences chimiques viennent à l'appui des observations nécroscopiques. Quand on malaxe de la matière tuberculeuse avec de l'eau , on obtient un mélange trouble , qui , pressé dans un linge , se sépare en deux parties : l'une qui reste dans le nouet, s'y dessèche , et a tous les caractères d'une matière animale, offrant au microscope la trame aréolaire d'un tissu; c'est la gangue gélatino-albumineuse qui aient emprisonnée la matière des tubercules. L'autre partie, qui se tamise à travers le linge , présente , après décantation , les apparences du pus , et se comporte comme lui avec les réactifs chimiques. Traitée par l'acide sulfurique , elle se dissout et exhale l'odeur fade et nauséabonde du

---

(1) M. Lallemand , *Leçons orales de clinique.* — M. Bermond , *Essai sur les tubercules.*

pus. Verse-t-on de l'eau dans la dissolution, elle se précipite sans avoir perdu
aucun de ses cararactères ; elle peut, en outre, subir des ébullitions répétées.
L'analyse du tubercule a été faite. M. Thénard a trouvé qu'à l'état cru il était
composé sur 100 parties, de matière animale 98,15 ; muriate de soude, phosphate de chaux, carbonate de chaux 1,85 ; oxyde de fer, quelques traces.

Les observations qui précèdent, sont bien faites pour établir que le pus et la
matière tuberculeuse ont entre eux de grandes analogies; elles ne vont pas cependant jusqu'à démontrer l'identité des deux substances. Le tubercule présente dans
son mode de formation, comme dans ses qualités physiques et chimiques, un
caractère spécial qui ne peut être méconnu ; c'est un pus spécifique, de même
que la tuberculisation est un mode spécial de la tuberculisation.

La spécificité de l'inflammation tuberculeuse n'est point contestée ; on a coutume de] l'attribuer au tempérament lymphatique et à la diathèse scrofuleuse ;
cependant, ces deux états généraux de l'économie, qu'il est permis de réunir
quand on cherche les influences qui contribuent à la tuberculisation, ne sont
point les seules qu'elle reconnaisse. Sans doute, il convient de les placer au premier rang. Un des caractères de la diathèse scrofuleuse, c'est la facilité avec
laquelle des congestions sanguines s'effectuent sur divers points de la peau ou
des membranes muqueuses, et la tendance à la chronicité des phlegmasies qui
en sont la conséquence.

Un second élément étiologique des tubercules qu'il importe de prendre en considération, c'est l'hérédité. Des observateurs attentifs ont reconnu que les tubercules étaient une affection héréditaire. Confirmés dans cette opinion par de nombreuses ouvertures de cadavres, parmi lesquels figuraient ceux d'enfans naissans
et même de fœtus, ils ont cru pouvoir en conclure que, dans beaucoup de cas,
cette dégénération s'était développée en même temps que le produit de la con-
ception, c'est-à-dire, que certaines familles malades et dégénérées avaient fini
par engendrer des enfans entachés à leur naissance de cette funeste maladie (1).

L'âge est encore une condition importante dans le développement des tubercules. Les tables dressées récemment d'après un grand nombre d'observations
recueillies avec le plus grand soin, ont montré que l'âge de quatre à cinq ans est
celui où les tubercules se forment en plus grande quantité, et paraissent dans un
bien plus grand nombre d'organes à la fois. Il résulte des recherches de M. Lom-

(1) Voy. *Dictionnaire des Sciences méd.*, art. *Tubercule.*

bard, qu'à cette époque de la vie les trois quarts des enfans qui succombent, meurent d'une affection tuberculeuse, ou présentent, à l'ouverture de leur cadavre, des tubercules plus ou moins nombreux en divers points. Après la puberté les tubercules deviennent plus fréquens qu'ils ne l'étaient avant cette époque, l'âge de quatre à cinq ans excepté; au lieu de se produire dans tous les organes, ils affectent spécialement les poumons, les intestins et quelques parties du système lymphatique. Entre les deux termes de dix-huit et de quarante ans, l'homme est plus sujet aux tubercules depuis l'âge de vingt-un ans, jusqu'à celui de vingt-huit, et la femme avant l'âge de vingt ans.

Ces termes de comparaison montrent que l'influence de l'âge ne marche pas toujours de concert avec la diathèse scrofuleuse.

Celle-ci, l'âge et l'hérédité ont souvent une action si marquée sur la formation des tubercules, que les circonstances extérieures paraissent y être restées étrangères. Laënnec s'en est prévalu pour enseigner que le développement des tubercules est le résultat d'une disposition générale, qu'il se fait sans inflammation préalable, et que, lorsque cette dernière coïncide avec l'affection tuberculeuse, elle lui est le plus souvent postérieure en date. M. Broussais, au contraire, s'est appliqué à faire ressortir l'action des circonstances extérieures, et notamment celle des intempéries des saisons. On ne peut nier que l'impression du froid, en déterminant une pneumonie, une pleurésie ou un catarrhe, n'ait fréquemment provoqué ou hâté les progrès de la phthisie. Le plus souvent l'impression du froid et les phlegmasies qui lui succèdent, combinent leur influence avec celle des conditions propres à l'organisme, et particulièrement de la diathèse scrofuleuse. Il est des cas cependant où le mode d'être de l'économie ne paraît pas avoir une grande part à la consomption tuberculeuse, et où les modificateurs externes y ont le plus activement contribué. Il n'est point rare, par exemple, de voir succomber à cette triste maladie des personnes à peau brune, à cheveux très-noirs, et à système musculaire fortement développé.

De l'ensemble, des faits et des opinions qui précèdent, je serais tenté de conclure qu'il y a deux influences prédominantes à considérer dans la tuberculisation : celle qui engendre ordinairement l'inflammation commune; et celle qui, appartenant à l'économie, se combine de près ou de loin avec la constitution scrofuleuse. La nature des tubercules varierait d'après la prédominance de ces deux ordres de modificateurs : celle des premiers la rapprocherait du pus ordinaire; celle des seconds l'en éloignerait, sans lui imprimer toutefois des caractères opposés.

DE L'ULCÉRATION.

Dans l'état de santé toutes les parties solides du corps sont places sous l'empire de deux mouvemens harmoniques, dont l'un leur apporte avec le sang les élémens de leur nutrition, et l'autre les délivre des matériaux qui, après avoir séjourné dans leur tissu, ont perdu leur aptitude de combinaison organique.

Mais, dans l'inflammation, cet accord est troublé : le mouvement qu'apporte le sang est-il exagéré, il se forme une tumeur charnue, une cicatrice, un abcès ; celui qui élimine les molécules des corps acquiert-il la prédominance, il s'opère une ulcération.

L'ulcération suppose donc, comme condition génératrice, l'inflammation qui ramollit les tissus, et un excès de résorption qui reprend une partie notable de leurs molécules, avant que la force de combinaison leur ait rendu l'organisation et la vie.

Galien attribuait l'ulcération à l'action corrosive des fluides. Hunter fut le premier qui osa examiner cette opinion, et appeler l'attention des observateurs sur le rôle que jouent dans ce phénomène les vaisseaux absorbans. C'est peut-être la plus heureuse des tentatives qu'on ait jamais faite pour appliquer la connaissance d'une fonction normale à l'application des actes morbides.

Hunter a distingué : 1° l'absorption ulcérative, qui préside à la formation des ulcères par perte de substance ou solution de continuité ;

2° L'absorption progressive, qui fraie la route aux abcès, aux anévrysmes et à toutes les tumeurs profondément situées, à mesure qu'elles se rapprochent de la peau.

3° Enfin, l'absorption disjonctive, qui opère la séparation des parties mortes de celles qui conservent leur vitalité.

Ces trois modes de l'absorption ne varient que par leur causes ; ils ont cela de commun, que, dans l'un comme dans l'autre, les tissus ramollis par l'inflammation sont insensiblement absorbés. Dans le plus grand nombre des cas, l'inflammation adhésive accompagne l'ulcération ; elle oblitère les vaisseaux sanguins ou lymphatiques en partie résorbés, et prévient ainsi des hémorrhagies plus ou moins abondantes.

Une douleur brûlante ou lancinante s'associe presque toujours au travail de l'absorption ulcérative. Mais cette douleur varie suivant les tissus, suivant l'espèce d'inflammation, et selon que l'absorption est lente ou rapide.

Toutes les parties du corps paraissent sujettes à l'ulcération ; mais c'est dans le tissu cutané, les membranes muqueuses et les os, qu'elle se développe de préférence ; elle débute rarement dans les muscles, les tendons, les aponévroses, les vaisseaux sanguins, les lymphatiques ou les nerfs, quoique, dans le cours d'une maladie, elle puisse envahir tous ces tissus.

Les membranes synoviales sont souvent le siége de l'ulcération, surtout pendant le cours des inflammations chroniques qui envahissent les surfaces articulaires.

De tous les organes internes, aucun ne semble aussi sujet à l'absorption ulcérative, que l'estomac et le canal intestinal.

Hunter a fait remarquer que les parties de nouvelle formation sont plus sujettes que les tissus primitifs à l'absorption ulcérative. C'est ce qu'on voit dans l'ulcération des bourgeons charnus, des cicatrices et du cal.

Les causes de l'ulcération sont locales ou générales. Au nombre des premières on peut citer la pression, l'application de substances irritantes sur les parties enflammées, le trop long séjour des fluides excrétés sur les surfaces qui suppurent.

Parmi les causes générales il faut compter le virus vénérien, les diathèses dartreuse, scrofuleuse, scorbutique et cancéreuse. Les ulcères auxquels chacune d'elles donne lieu, affectent des formes particulières, et prennent le nom de la cause qui les a produits.

La tendance qu'ont les abcès, les anévrysmes et les tumeurs à se porter vers la surface du corps, a été reconnue de tout temps. Mais ce n'est que depuis les travaux de Hunter, que l'ensemble des phénomènes qui détermine leur mouvement de progression, a été sainement apprécié.

Hunter a reconnu, dans la marche de ces tumeurs, les effets de l'absorption qu'il a nommée progressive ; mais il ne suffisait point d'assigner le rôle de l'ulcération, il fallait encore expliquer la direction qu'elle a coutume de prendre, dire pourquoi la tumeur se porte le plus souvent à l'extérieur : c'est ce qu'a fait Dupuytren. Il a montré comment les tumeurs, en s'étendant de plus en plus, s'appliquent aux parties voisines, les affaissent, les usent ; comment de ces parties les profondes, soutenues par celles qui sont situées plus profondément encore, doivent naturellement résister, tandis que les superficielles, ramollies par l'inflammation, privées de point d'appui, cèdent au poids qui les comprime et lui permettent de faire issue au dehors. Cette théorie a l'avantage de se prêter à la variété des faits, et d'expliquer toutes les différences qu'offrent le trajet des tumeurs, d'après la présence du tissu cellulaire si propres à reculer devant elles, la direction des fascia, et d'autres circonstances analogues.   5

On ne peut méconnaître que les choses ne se passent ainsi dans un grand nombre de circonstances : toutefois il est des cas où la direction de l'absorption progressive semble échapper à cette explication ; tel est celui cité par Hunter, d'une tumeur solide logée sur le cerveau, qui se faisait jour à travers la dure-mère et le crâne, tandis que la substance cérébrale ne présentait aucune trace d'ulcération.

L'ulcération qui détermine la chute des eschares s'opère d'après le même procédé. Ici, la partie morte semble agir comme corps étranger sur l'affectibilité de la partie vivante : par suite, l'inflammation, le ramollissement des tissus et la résorption de leurs élémens sur la limite de la mortification. La série de ces phénomènes ne change point, mais la durée de leurs périodes varie avec la densité des tissus affectés. C'est dans les os qu'elles se succèdent avec le plus de lenteur, et qu'elles ont pu être étudiées avec le plus de fruit.

DE LA GANGRÈNE.

La gangrène a été différemment définie. Les uns y ont vu un état intermédiaire entre l'inflammation et la mort partielle ; les autres cette même mortification. D'après la première définition, la gangrène est un état vital ; d'après la seconde, c'est l'absence de toute vie et elle devient synonyme de sphacèle. J'adopte la seconde définition.

La gangrène ne doit pas être confondue avec l'asphyxie locale ; car, dans celle-ci la vie n'est point éteinte, les actions organiques ne sont que suspendues : la partie affectée est susceptible de recouvrer l'exercice de ses fonctions.

L'inflammation n'est point la cause unique de la gangrène (1) : les lésions méniques ou chimiques qui désorganisent immédiatement nos parties ; les lésions mécaniques qui occasionnent instantanément une stupeur profonde ; les interruptions accidentelles de la circulation du sang ou de l'influx nerveux par des ligatures, ou par d'autres modes de compression, d'oblitération, de destruction des vaisseaux et des nerfs ; les maladies organiques du cœur et des gros vaisseaux, qui empêchent le sang de parvenir jusqu'aux parties les plus éloignées du centre de la circulation ; des substances qui exercent une action spéciale, comme le seigle ergoté, sont autant de modificateurs capables de déterminer directement la gangrène.

(1) M. Marjolin, *Dict. do Méd.*, art. *Gangrène.*

L'inflammation qui produit la gangrène du tissu propre d'un organe, ne présente point, dans tous les cas, la même physionomie.

Tantôt elle est caractérisée pas la vive intensité de ses symptômes ; le mouvement de congestion est violent, l'engorgement de la partie extrême ; et, quoiqu'il ne soit pas facile de pénétrer bien avant dans l'analyse des actes morbides, on peut concevoir néanmoins comment l'inflammation, altérant puissamment les conditions organiques des tissus, empêche leur retour à l'état de santé : la partie, frappée dans ses conditions de vitalité, doit mourir.

Dans d'autres circonstances, l'inflammation ne se fait point remarquer par ce caractère de violence, mais bien par la tendance qu'elle manifeste vers la mortification. C'est le cas de la pustule maligne et de l'anthrax ; c'est encore celui des phlegmasies qui se trouvent sous l'influence des fièvres putrides ou malignes. De ces phlegmasies, les unes reconnaissent, quant à leur développement, la double action des causes extérieures et de la fièvre, telles sont celles qui se développent fréquemment au sacrum des malades ; les autres semblent indépendantes des modificateurs externes. M. le professeur Broussonnet a vu régner, d'une manière épidémique, des fièvres éphémères gangréneuses (1). M. Marjolin cite le cas d'un homme adulte, très-robuste, chez lequel on vit la gangrène d'une partie des tégumens d'une jambe, précédée d'une inflammation très-faible, se manifester pendant un accès de fièvre intermittente ; cette gangrène fit des progrès très-étendus pendant l'accès suivant, et ce fut seulement alors que sa véritable cause fut reconnue. L'administration du quinquina à haute dose, à l'intérieur et à l'extérieur, rendit le troisième accès beaucoup plus faible ; son emploi continué arrêta complétement la gangrène et fit cesser la fièvre pernicieuse dont cette mortification était un des symptômes les plus graves.

La gangrène ne paraît pas seulement comme symptôme dans le cours d'une fièvre pernicieuse ; elle a lieu fréquemment à sa fin, et semble comme le dernier terme des désordres morbides. Elle prend alors le nom de critique.

Il est des cas où l'état de la partie affectée semble concourir avec l'inflammation à la production de la gangrène ; tels sont ceux où elle est affectée d'une maladie asthénique, comme l'œdème passif, les engelures, les infiltrations sanguines ; tels sont encore l'infiltration d'un fluide irritant, qui produit à la fois l'inflammation et la distension des tissus ; les pressions qui, tout en déterminant l'inflammation, gênent le cours du sang.

(1) Voy. M. Caizergues, *Des Systèmes en médecine*, etc.

Il en est d'autres où c'est un état général de l'organisme qui contribue à la mortification, en enrayant ou viciant l'action des systèmes vasculaires ou nerveux. Tel est l'état de faiblesse qui succède aux flux très-abondans, aux diarrhées colliquatives, au choléra-morbus, aux hémorrhagies excessives, aux suppurations abondantes.

DES CAUSES DE L'INFLAMMATION.

Avant d'énumérer les modificateurs de l'économie, tant externes qu'internes, qui ont coutume de déterminer l'inflammation, qu'il me soit permis d'apprécier la valeur de la dénomination par laquelle on les désigne. Si on demande aux philosophes quelle est l'idée que contient la notion de cause; les uns vous diront que c'est un rapport immuable de succession, qui vous donne le droit d'annoncer l'apparition d'un phénomène, d'après celle d'un phénomène antérieur qui l'a constamment précédé : telle est la réponse des sensualistes. Les spiritualistes, au contraire, y voient un rapport de génération, et ne pouvant le déduire de la sensation, ils le rattachent aux conditions de notre intelligence ; la causalité est devenue, entre les mains de M. Cousin, une des formes du moule dans lequel sont jetées nos idées. Mais, quelles que soient, sur ce point de philosophie, les théories des auteurs, que la cause implique la succession nécessaire de deux phénomènes ou leur rapport de génération, il n'est pas moins vrai qu'elle perd l'une et l'autre de ces acceptions, quand du monde philosophique on passe dans le monde médical.

Ici, la même maladie a un grand nombre de causes, douées chacune des qualités qui lui sont propres, de sorte qu'elle peut être déterminée par des causes différentes, de même que des causes différentes peuvent déterminer la même maladie. Tel est le langage des auteurs ; ils n'ont pas remarqué que la cause d'une maladie est un fait complexe, et ils ont pris pour elle ce qui n'est qu'un de ses facteurs. Je m'explique.

La vie est soumise à l'influence de modificateurs nombreux, placés les uns dans le monde extérieur, les autres dans l'organisme lui-même. Ces deux ordres de facteurs ne cessent d'agir simultanément, bien qu'à des degrés et selon des modes divers ; ils sont comme les deux termes d'un rapport qui s'exprime par la santé ou la maladie, selon qu'il est ou qu'il n'est point régulier. La santé suppose l'harmonie de l'homme avec son milieu ; la maladie, leur désaccord. C'est donc ce désaccord qui constitue la cause de la maladie ; d'où résulte, à mes yeux, qu'il n'y a jamais qu'une cause pour chaque cas de maladie.

Si on n'a pas toujours rapproché les deux ordres de facteurs dont l'ensemble détermine le trouble de la santé, c'est que le plus souvent l'un d'eux exerce une action prédominante; l'autre est dans l'ombre, on le néglige, et on accorde au premier tous les effets de l'affection.

Ce qui a lieu pour chaque ordre de facteurs, a lieu aussi pour chaque facteur d'un même ordre. De là, la division des maladies en réactives et affectives; de là, la division des causes en externes et internes, déterminantes, prédisposantes et occasionelles, etc.

Le but de mes observations n'est pas de blâmer ce qui est; mais seulement de préciser la valeur des termes consacrés par l'usage. Une fois qu'il est bien reconnu que chacun des modificateurs de l'organisme ne peut, à lui seul, déterminer la maladie, peu importe le nom dont on veut l'appeler.

Les causes de l'inflammation ont été divisées en externes et internes.

Au nombre des premières, on a placé les causes mécaniques qui comprennent toutes les violences exercées sur les tissus, et dont l'effet n'a pas abouti à la désorganisation. Ici se rangent la compression, le frottement, la commotion, l'action des corps contondans, celle des corps tranchans ou divisans, l'introduction des corps étrangers solides provenant de l'extérieur ou de l'intérieur de l'organisme. Bien que ces causes soient rapprochées les unes des autres, l'action de chacune d'elles ne laisse pas d'offrir quelque chose de spécial. C'est ainsi que la compression tend à déterminer, quand elle est prolongée, l'ulcération et la gangrène; l'introduction de corps étrangers solides, la suppuration et l'absorption progressive; l'action des corps contondans et la commotion, un état préalable de stupeur.

Parmi les causes externes se placent encore les agens chimiques qui, sans aucune trace d'action mécanique, excitent par leur simple application les phénomèdes immédiats du travail phlogistique; tels sont le calorique, le froid, l'insolation, les acides et les alcalis concentrés, les oxydes et sels métalliques, les vapeurs âcres, les liquides de même nature qui peuvent être des humeurs naturelles détournées de leurs couloirs ou altérées; toutes les substances connues sous le nom de rubéfians, dont l'application a été ménagée et de peu de durée.

Il en est des agens chimiques comme des précédens; chacun d'eux a son mode spécial d'action. Je ne puis m'y arrêter: qu'il me suffise de faire remarquer que plusieurs d'entre eux ont la propriété de déterminer l'inflammation dans un lieu plus ou moins éloigné de celui sur lequel ils agissent; telles sont par exemple le phlegmasies des viscères de la poitrine et du bas ventre, qui surviennent à l'occasion

des variations atmosphériques ; telles sont encore les méningites et les encépha-
lites produites par l'insolation. Dans les cas de ce genre la cause est dite indirecte.
Les agens physiques et chimiques sont généralement désignés sous le nom de
causes déterminantes. Cette dénomination indique que c'est au moment où ils
agissent, que l'inflammation se déclare. Toutefois, dans leur nombre, il en est
quelques-uns susceptibles de produire une impression durable, et de laisser après
eux dans l'économie, une modification telle que, l'inflammation venant à se
développer sous l'influence d'un autre modificateur, on ne puisse méconnaître
que le premier n'y ait contribué. Dans les cas de ce genre, la cause change de
nom ; elle est dite prédisposante.

Dans la classe des causes prédisposantes, viennent naturellement se ranger
tous les modificateurs, tant externes qu'internes, qui exercent une action continue et modérée, et, en influant puissamment sur l'état général de l'organisme,
constituent, pour ainsi dire, le milieu dans lequel se développe l'inflammation.

Une atmosphère froide et sèche provoque les phlegmasies, les maintient ou
les prolonge ; le vent du nord les anime ; les climats où règne un froid modéré,
semblent être leur patrie favorite. Cependant, les inflammations ne sont pas très-
rares dans les pays chauds et en été, comme Frank l'a observé ; mais alors
elles sont le plus souvent érysipélateuses et compliquées d'état bilieux. Les mon-
tagnes et les lieux élevés présentent encore des circonstances favorables aux
phlegmasies : une atmosphère plus pure, un air plus vif, des vents plus libres,
une température moins chaude, sont autant de circonstances propres à les
seconder.

On a coutume de dire que la jeunesse est l'âge des phlegmasies, de même que
le printemps est leur saison. Cette assertion n'exprime qu'une vérité relative :
l'inflammation naît à toutes les époques de la vie comme de l'année ; mais elle
ne laisse point de reconnaître leur influence, et de varier, d'après elles, de
siége, de nature et d'intensité.

L'enfance prédispose aux phlegmasies éruptives ou cérébrales ; leur fréquence
s'explique par la prédominance marquée des systèmes lymphatique et nerveux à
cet âge, la vive sensibilité de la peau, le grand nombre de ses vaisseaux capillaires et l'abondance de ses diverses sécrétions. C'est l'époque des croûtes
laiteuses à la tête, du suintement habituel des oreilles, de l'état chassieux des
yeux, des écoulemens muqueux et des croûtes au nez et au visage, des scrofules, de la teigne, de la rougeole, de la variole, de la scarlatine, comme
aussi de la fièvre cérébrale, de l'hydropisie aiguë des ventricules du cerveau

et de la céphalite. Les maladies chroniques de l'enfance présentent une grande ténacité; la plupart semblent comme identifiées à la constitution, et ne guérissent que par les progrès de l'âge, seuls capables de modifier profondément celle-ci. Les maladies aiguës, au contraire, sont remarquables par leur extrême acuité, la violence de leurs symptômes, l'effrayante rapidité de leurs terminaisons funestes, et la fréquence de leurs crises naturelles.

Les maladies de l'adolescence qui se lient aux changemens assez brusques ou plus ou moins rapides qu'amène la puberté, sévissent, dans les deux sexes, sur le poumon, les ganglions lymphatiques et le système osseux. C'est, en effet, à cet âge que surviennent fréquemment la péripneumonie chronique, les tubercules pulmonaires, l'inflammation et la dégénérescence des glandes lymphatiques du cou, des aisselles et de l'aine, et que, d'ailleurs, il n'est pas rare que les scrofules manifestent leurs effets sur l'ensemble de l'économie, et notamment sur le système osseux, de manière à en produire le ramollissement et les déviations, les tumeurs et la carie. Après les orages de la puberté, la péripneumonie, la pleurésie, les maux de gorge surviennent fréquemment, et tiennent un rang important dans les maladies de la jeunesse. La marche des phlegmasies des jeunes gens est généralement aiguë; leurs crises, souvent spontanées, ont lieu d'ordinaire par des hémorrhagies ou des sueurs; la force médicatrice de la nature s'y montre souvent efficace.

L'âge adulte est le moins fécond en maladies. Les premières périodes dans lesquelles les affections aiguës de la poitrine se présentent fréquemment encore, sont, comme on sait, assez souvent marquées par le développement de la phthisie pulmonaire; elles offrent en outre, comme caractère particulier, la prédisposition aux phlegmasies de l'estomac, du foie et de l'utérus.

Les maladies de la vieillesse se rapprochent de celles de la constitution lymphatique, qui prédomine de nouveau à cette époque de la vie; elles trouvent leur principe dans la pléthore veineuse, particulière à l'âge avancé, ainsi que dans la sorte d'excitation nutritive dont jouissent alors les viscères abdominaux.

Telles sont le scorbut, les catarrhes pulmonaires chroniques, le catarrhe vésical, et ces ulcères de cause interne qui déterminent si promptement de larges solutions de continuité dans les parties sur lesquelles ils se manifestent; les dartres si rebelles alors, les affections chroniques de l'estomac, les altérations organiques du foie, et enfin la fréquence de la péritonite chronique chez les vieillards des deux sexes.

Les maladies des vieillards sont généralement remarquables par la lenteur de leur marche, plusieurs (les dartres, les ulcères chroniques, par exemple) ne pourraient guérir sans inconvénient. Un plus grand nombre se montrent décidément incurables.

Le tempérament de chaque malade imprime à tous les phénomènes pathologiques un cachet particulier, d'autant plus caractéristique, qu'il est lui-même plus prononcé. Acquiert-il assez de puissance pour influer manifestement sur le développement des maladies, il se rapproche de la diathèse, qui n'est après tout qu'une sorte de tempérament morbide. C'est ainsi qu'on a fait correspondre les diathèses muqueuse, sanguine et bilieuse, aux tempéramens lymphatique, sanguin et bilieux. Il est toutefois un tempérament qu'on ne peut méconnaître et auquel on n'a point assigné de diathèse correspondante, c'est le nerveux. Il est remarquable par la facilité avec laquelle la moindre cause d'irritation provoque des symptômes formidables, tout-à-fait disproportionnés avec la gravité et l'étendue de l'altération, laquelle a plus de tendance à disparaître qu'à faire des progrès. Ce tempérament doit exercer son influence sur le traitement : il convient de combiner les antispasmodiques et les anodins avec les antiphlogistiques.

Le tempérament lymphatique et la diathèse muqueuse s'associent avec l'enfance et la saison de l'hiver. Relever et soutenir les forces, solliciter l'assimilation ou l'élaboration des humeurs surabondantes, telle est l'indication à laquelle ils donnent lieu : cette indication combinée avec celle que fournit l'inflammation, doit diriger le traitement des phlegmasies muqueuses.

Le tempérament sanguin et la diathèse inflammatoire se rattachent à la jeunesse et au printemps. C'est sous son influence que se développent les fièvres inflammatoires, angioténiques, et les inflammations des différens organes que les anciens appelaient phlegmoneuses.

Les tempéramens et la diathèse bilieuse se lient à l'âge viril et à une température chaude et sèche. La matière bilieuse qui existe en foyer dans l'estomac, peut causer sympathiquement différentes phlegmasies, telles que des ophthalmies, des érysipèles, des angines, des péripneumonies, maladies qui cessent par enchantement, lorsqu'on évacue le foyer bilieux qui leur a donné naissance.

Dans l'étude des influences qui contribuent à déterminer les caractères et le mode de traitement de l'inflammation, les âges nous ont conduit aux tempéramens, les tempéramens aux saisons ; les saisons vont à leur tour nous conduire aux constitutions médicales et aux fièvres essentielles.

Baillou avait déjà entrevu que le génie particulier de chaque saison constituait un ordre successif de plusieurs maladies dans le cours de l'année ; il attribuait un type spécial et commun à ces maladies , à chaque époque ; par exemple , le type bilieux en été. Sydenham et ensuite Stoll ont développé ces observations. Ainsi , Stoll établit qu'il existe une série de fièvres annuelles , se succèdant constamment d'après la marche naturelle des saisons , à moins que des anomalies ou des intempéries intercurrentes ne dérangent leur ordre. Cette série de fièvres se compose : 1° de l'inflammatoire , qui fait invasion dès le milieu de l'hiver et le printemps ; 2° de la bilieuse , qui domine en été jusqu'au milieu de l'automne ; 3° de la muqueuse qui règne depuis le milieu de l'hiver (1).

Ces trois genres de fièvres principales dominent les autres affections , et leur impriment leur cachet. L'inflammation doit donc être étudiée dans le génie de la fièvre qui l'accompagne , et plus généralement dans la constitution annuelle. C'est , d'après Grimaud , le dogme le plus important pour la pratique de l'art. Hippocrate l'exprimait ainsi : « *Medicum sic adversùs morbum instare oportet proùt unum quodque horum* (chacune des humeurs dominantes dans les saisons différentes) *in corpore prevalet juxtà tempus quod sibi ipsi maximè natura conveniens , existit* (2). »

Ici je m'arrête ; heureux de finir en citant les paroles du Père de la Médecine! Cependant , la tâche que je m'étais imposée , n'est pas remplie. Je voulais creuser plus avant le sujet que je viens d'effleurer , appuyer davantage sur les applications thérapeutiques , étudier les causes spécifiques et certains états généraux qui modifient si puissamment le caractère de l'inflammation ; mais le temps m'a fait défaut.

(1) Virey, *Dict. des Sciences médicales.*
(2) Voy. Grimaud, *Cours de Fièvres ,* tom. II , pag. 246.

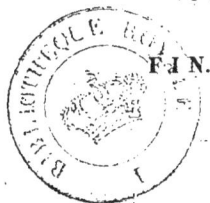

FIN.

www.ingramcontent.com/pod-product-compliance
Lightning Source LLC
Chambersburg PA
CBHW060452210326
41520CB00015B/3916